BEI GRIN MACHT SICH IHR
WISSEN BEZAHLT

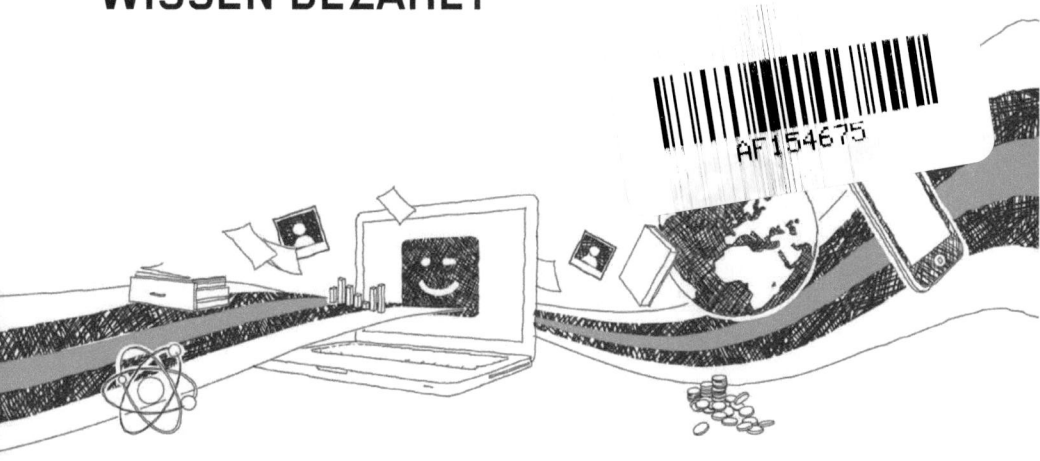

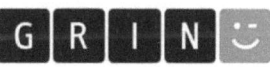

- Wir veröffentlichen Ihre Hausarbeit,
  Bachelor- und Masterarbeit

- Ihr eigenes eBook und Buch -
  weltweit in allen wichtigen Shops

- Verdienen Sie an jedem Verkauf

Jetzt bei www.GRIN.com hochladen
und kostenlos publizieren

GRIN

Bibliografische Information der Deutschen Nationalbibliothek:

Die Deutsche Bibliothek verzeichnet diese Publikation in der Deutschen National-
bibliografie; detaillierte bibliografische Daten sind im Internet über http://dnb.d-
nb.de/ abrufbar.

Impressum:

Copyright © 2016 GRIN Verlag, Open Publishing GmbH
Druck und Bindung: Books on Demand GmbH, Norderstedt Germany
ISBN: 9783668229761

Dieses Buch bei GRIN:

http://www.grin.com/de/e-book/322978/makrozyklus-und-mesozyklus-fuer-einen-
46-jaehrigen-zur-linderung-von-rueckenschmerzen

Stefan Weißenberger

Makrozyklus und Mesozyklus für einen 46-Jährigen zur Linderung von Rückenschmerzen und Blutdrucksenkung. Trainingsplanung

GRIN Verlag

Deutsche Hochschule für

Prävention und Gesundheitsmanagement

Hermann Neuberger Sportschule 3

66123 Saarbrücken

Einsendeaufgabe

Fachmodul: Trainingslehre 1

Studiengang: Bachelor Fitnessökonomie

Datum
Präsenzphase: 29.März 2016 bis 01.April 2016

Name, Vorname: Weißenberger, Stefan

Studienort: **München**

Semester: **WS 2015**

Inhaltsverzeichnis

1 Diagnose

1.1 Erfassung der allgemeinen Daten, des Blutdrucks und des allgemeinen Gesundheitszustandes

1.1.1 Erfassung der allgemeinen Daten

Tabelle 1: Allgemeine Daten des Kunden

Name	Hans G.
Alter	46
Geschlecht	Männlich
Körpergröße	1,88cm
Körpergewicht	120kg
Trainingsmotive	Körperproportionen speziell am Bauch verbessern, Rückenschmerzen lindern, Blutdruck senken
Berufliche Tätigkeit	Bürokaufmann
Sport in der Vergangenheit	Sporadisch, nicht ausschlaggebend
Aktueller Sport	1 x pro Woche 1 Stunde spazieren gehen, Trainingsstufe Beginner
Zeitlicher Verfügungsrahmen	2-3 x pro Woche

1.1.2 Erfassung des biometrischen Parameters Blutdruck und des allgemeinen Gesundheitszustandes

Tabelle 2: Blutdruckklassifikation der American Heart Association (modifiziert nach Mancia et al., 2013, S. 1286)

Bewertungsstufen	Systolischer Blutdruck	Diastolischer Blutdruck
	Normblutdruck (Normotonie)	
Optimal	Unter 120 mmHg	Unter 80 mmHg
Normal	Unter 130 mmHg	Unter 85 mmHg
Hochnormal	130-139 mmHg	85-89 mmHg
	Bluthochdruck (arterielle Hypertonie)	
Stufe 1	140-159 mmHg	90-99 mmHg
Stufe 2	160-179 mmHg	100-109 mmHg
Stufe 3	> 180 mmHg	> 110 mmHg

Der biometrische Parameter Blutdruck liegt bei dem Kunden bei 146/94 mmHG und liegt somit in der Stufe 1 der arteriellen Hypertonie. Die entsprechende Stufe ist in der Tabelle rot markiert. Dieser Wert besagt, dass der Blutdruck des Kunden sowohl im systolischen, als auch im diastolischen Bereich zu hoch angesiedelt ist und man das Ziel verfolgen sollte, beide Werte zumindest in den hochnormalen Bereich zu verschieben.

Tabelle 3: Daten zum allgemeinen Gesundheitszustand

Orthopädische Probleme	Schmerzen im LWS-Bereich
Internistische Probleme	Arterielle Hypertonie Stufe 1
Ärztliche Behandlung	Ja
Medikamenteneinnahme	Keine
Risikofaktoren	Keine
Sonstige Einschränkungen	Keine

Der Kunde klagt seit mehreren Jahren über Schmerzen im Rücken, speziell im Bereich der Lendenwirbelsäule, in der Tabelle 3 mit LWS abgekürzt (S.Weißenberger, persönl. Mitteilung, 14.04.2016). Daher ist der Kunde immer wieder auf die Hilfe eines Arztes angewiesen, wenn die Schmerzen zu stark werden. Außerdem hat Hans G. arterielle Hypertonie Stufe 1. Daraus lässt sich auf die Belastbarkeit des Kunden schließen, dass man vorsichtig an die Trainingssteuerung herangehen sollte, speziell wenn es um Übungen mit hohen Lasten für den LWS-Bereich geht, sowie bei Ausdauertraining im intensiveren Bereich.

1.2 Krafttestung nach der ILB-Methode

Im folgenden Abschnitt wird dargelegt, warum für Herrn G. die Wahl der ILB-Methode am sinnvollsten erscheint, sowie eine genaue Beschreibung des Testablaufs. Es folgt eine Tabelle mit den Ergebnissen der ILB-Methode und mündet in einer konkreten Schlussfolgerung für die weitere Trainingsplanung.

1.2.1 Begründung des Testverfahrens hinsichtlich der Leistungsstufe des Kunden

Aufgrund der Tatsache, dass der Kunde Trainingsbeginner ist, also keine Erfahrungen im Kraftsport oder auch anderen Sportarten aufweist, ist die 1-RM-Methode aufgrund der hohen Verletzungsgefahr auszuschließen (Gottlob, 2013, S.58, Tab.3.5). Auch andere Autoren beurteilen die Wahl der 1-RM-Methode für Freizeitsportler eher kritisch (Grosser et al., 2008; Kolster & Ebelt-Prapotny, 1999; Steininger & Buchbauer, 1994; Zimmermann, 2002). Darüber hinaus fehlen dem Kunden die nötigen koordinativen Fähigkeiten, um sein volles Kraftpotential in einer Wiederholung zu realisieren. Die intermuskuläre Koordination wirkt hierbei als limitierender Faktor. Auch der induktive Ansatz macht hier wenig Sinn, da vor allem Trainingsbeginner schwer einschätzen können, welche Gewichte wirklich schwer bzw. leicht sind. Hier passiert es oft, dass die Intensitäten zu gering gewählt werden und der Bereich des optimal überschwelligen Reizes verfehlt wird. Gewählt wird somit ein X-RM-Test, da er physisch nicht so fordernd ist, wie der 1-RM-Test, aber nicht so ungenau wie der induktive Ansatz nach einem subjektiven Belastungsempfinden. Außerdem unterscheidet sich die Wiederholungszahl, die z.b. bei 70% der Maximallast möglich ist, je nach Teilnehmer und Übung (Gottlob, 2013, S.58, Tab.3.5). Man unterscheidet zwischen 3 Zielen einer Krafttestung, nämlich einem interindividuellen und einem intraindividuellen Leistungsvergleich, sowie der Ableitung für die anschließenden Trainingsintensitäten. Dabei besagt ein interindividueller Leistungsvergleich, dass die Leistung des Kunden mit den Leistungen von anderen Kunden verglichen werden. Dies ist meist nicht aussagekräftig, da zu viele Störgrößen das Ergebnis verfälschen. Der intraindividuelle Leistungsvergleich besagt, dass die Leistung des Kunden in sogenannten Re-Tests immer wieder ermittelt wird und mit den vorherigen Leistungen verglichen wird. Dies ist nur möglich, wenn die Rahmenbedingungen immer nahezu identisch sind. Die 3. Aufgabe der Krafttestung, die Ableitung der Trainingsintensitäten, besagt, dass aufgrund der Ergebnisse des Testverfahrens Intensitäten ermittelt werden, mit denen der Kunde im weiteren Verlauf trainieren soll.

1.2.2   Beschreibung des Testablaufs

Der Krafttest wird abends durchgeführt, da der Kunde immer nur abends nach der Arbeit zum trainieren kommen kann und somit annähernd gleiche Bedingungen für das spätere Training geschaffen werden. Außerdem wird so erreicht, dass ein intraindividueller Leistungsvergleich besser möglich ist, da die Bedingungen ähnlich sind. Nach einem kurzen, allgemeinen Aufwärmen, um den Kunden gedanklich in das Fitnessstudio zu bekommen, sowie die Körpertemperatur (Weineck, 2010, S.764) und die Belastbarkeit der Gelenke zu erhöhen (Weineck, 2010, S.766), folgen die Übungen, in denen im folgenden Makrozyklus trainiert werden soll. Vor jeder Übung gibt es ein spezifisches Aufwärmen, was an die Übung angepasst ist, um den Körper auf den bevorstehenden Bewegungsablauf vorzubereiten (Weineck, 2010, S.767-768). Daraufhin werden pro Übung maximal 3 Testsätze vollzogen, um jenes Gewicht für den ersten Mesozyklus zu finden, mit welchem trainiert werden soll. Da im ersten Mesozyklus mit 15 Wiederholungen trainiert wird,

wird mit Hilfe des Trainers das Gewicht ermittelt, mit welchem der Kunde konzentrisch noch die 15., aber nicht mehr die 16. Wiederholung sauber schafft. Gibt es nach 3 Testsätzen kein Ergebnis, wird für die jeweilige Übung der Test an einem anderen Tag fortgesetzt. Nach Beendigung aller Testübungen folgt ein kurzes Cool Down, um unter anderem die Herz-/Kreislauftätigkeit zu beruhigen und die Regeneration zu beschleunigen (Gottlob, 2013, S.123-124).

1.2.3   Darstellung der Testergebnisse und Schlussfolgerung für die Trainingsplanung

Tabelle 4: Darstellung der Testergebnisse

Testübung	Wiederholungen	1.Testsatz	2.Testsatz	3.Testsatz	Ergebnis
Latzug an der Maschine	15	25kg	30kg	-	30kg
Brustpresse an der Maschine	15	14kg	19kg	21kg	21kg
Beinpresse	15	80kg	85kg	87,5kg	87,5kg
Rückenstrecker	15	35kg	40kg	42,5kg	42,5kg
Rudern eng an der Maschine	15	21kg	28kg	31,5kg	31,5kg
Butterfly	15	28kg	35kg	-	35kg
Crunch an der Maschine	15	5kg	7,5kg	10kg	7,5kg
Rumpfrotation an der Maschine	15	21kg	23,5kg	26kg	26kg

Für die anschließende Trainingsplanung werden die Ergebnisse der einzelnen Übungen herangezogen, um die Intensitäten für den folgenden Mesozyklus zu bestimmen. Nach Abschluss eines Mesozyklus wird die Krafttestung erneut durchgeführt, allerdings immer in Abhängigkeit des jeweiligen Trainingsziels. Dementsprechend werden die Zielwiederholungszahlen angepasst. Da hier mit einem Trainingsbeginner gearbeitet wird, bleiben die Wiederholungszahlen für jede Übung gleich, um die Übersichtlichkeit zu wahren.

2 Zielsetzung und Prognose

Tabelle 5: Darstellung der Ziele

Inhalt	Ausmaß	Zeit
Muskelanteil prozentual erhöhen	Um 5 %	12 Wochen
Rückenschmerzen lindern	Auf einer Skala von 1-10 von 7 auf 5	8 Wochen
Blutdruck senken	Um 10 systolisch und 5 diastolisch, also auf 136/89 mmHg	12 Wochen

Der Kunde hat den Wunsch geäußert, seine Körperproportionen zu verbessern, sprich den Muskelanteil im Körper prozentual steigen zu lassen, was bei einer Gewichtszunahme zu einer prozentualen Senkung des Körperfettanteils führen würde. Somit wurde als Ziel eine fünfprozentige Zunahme des Muskelanteils in einem Zeitraum von 12 Wochen festgelegt. Da vor allem Anfänger große Fortschritte machen, was Muskelaufbau und andere Anpassungsprozesse betrifft, sind 5 % ein realistischer Wert. Vor dem Start des Trainings wurde mit Hilfe eines Bodyscans ein Muskelanteil von 35 % errechnet. Bezogen auf die Rückenschmerzen von Hans G., wurde ihm eine Skala von 1-10 vorgelegt, wobei 1 hier für äußerst geringe Schmerzen und 10 für äußerst große Schmerzen steht. Der Kunde bewertete seine Schmerzen mit einer 7. Als Ziel wurde festgelegt, das subjektive Schmerzempfinden des Kunden innerhalb von 8 Wochen auf eine 5 zu senken. Das 3. Ziel formuliert sich aus dem arteriellen Bluthochdruck des Kunden. Hierbei ist das Ziel, den Bluthochdruck soweit zu senken, dass sich der Kunde im Bereich des hochnormalen Blutdrucks befindet. Die entsprechenden Referenzwerte sind in Tabelle 2 festgehalten. Als Zielblutdruck wurden 136/89 mmHg definiert. Zeitlich hierfür sind 12 Wochen eingeplant.

3 Trainingsplanung Makrozyklus

Im folgenden Abschnitt wird zuerst der geplante Makrozyklus in einer Tabelle dargestellt. Danach folgen detaillierte Begründungen der Makrozyklusdarstellung hinsichtlich der Wahl der Trainingsmethode, der Auswahl der Belastungsparameter, der Organisationsform und der Periodisierung.

3.1 Darstellung des Makrozyklus'

Tabelle 6: Darstellung des Makrozyklus'

		Mesozyklus I		Mesozyklus II		Mesozyklus III		Mesozyklus IV
Dauer		6 Wochen		6 Wochen		6 Wochen		8 Wochen
Trainingsziel		Kraftausdauer		Übergangstraining		Hypertrophie extensiv		Kraftausdauer
Organisationsform		GK / Zirkel		GK / Station		GK / Station		GK / Station
Häufigkeit/Woche		2		2		2		2
Übungen/Muskel		1-2		1-2		1-2		1-2
Sätze/Übung		3		3		3		3
Intensität		50-70%		50-70%		50-70%		50-70%
Wiederholungen		15		12		10		20
Satzpausen in Sekunden		30		60		90		60
Bewegungstempo		Gemäßigt 2:0:2		Gemäßigt 2:0:2		Gemäßigt 2:0:2		Gemäßigt 2:0:2

Spalten zwischen den Mesozyklen: Testverfahren nach der ILB-Methode mit 15 Wiederholungen / mit 12 Wiederholungen / mit 10 Wiederholungen / mit 20 Wiederholungen

3.2 Detaillierte Begründung der Makrozyklusdarstellung

Im folgenden Abschnitt wird der Makrozyklus im Hinblick auf die Gesundheits- und Leistungsvoraussetzungen des Kunden analysiert und erklärt.

3.2.1 Wahl der Trainingsmethode

Als Trainingsmethode wurde hier die ILB-Methode angesetzt. Diese sogenannte Individuelle-Leistungsbild-Methode ist speziell im Fitness- und Gesundheitssport anzutreffen, da bei dieser Methode vor allem bei Trainingsbeginnern nicht bis zum Muskelversagen trainiert wird. Vor jedem Mesozyklus wird ein X-RM-Test durchgeführt und zwar entsprechend der Wiederholungszahl, mit welcher im folgenden Mesozyklus auch trainiert werden soll. Da der Kunde Anfänger ist, ist in der ILB-Methode auch eine Intensität von 50-70% vorgesehen, was die Gefahr einer Unterbelastung beziehungsweise eines Übertrainings minimiert. Um ein Übertraining zu verhindern, sind die richtigen Intensitäten, sowie entsprechende Pausen der einzelnen Muskelgruppen, je nach Leistungsstand erforderlich (Kenttä & Hassmén, 1998).

3.2.2 Auswahl der Belastungsparameter

Der Kunde kann immer am Dienstag und Samstag trainieren. Somit wurde eine Häufigkeit von 2 Trainingstagen pro Woche festgelegt. Es liegen mindestens 2 Erholungstage zwischen den Trainings, was die Gefahr eines Übertrainings ausschließt (Gottlob, 2013, S.128). Im ersten Mesozyklus wird Herr G. langsam an das Krafttraining herangeführt. In den beiden darauffolgenden Mesozyklen steigt die Intensität. Hier ist das Ziel, den Kunden mehr zu fordern, um dann im abschließenden Mesozyklus die Intensität wieder zu senken, um dem Organismus eine Möglichkeit der aktiven Erholung zu schaffen. Folglich wird immer zweimal pro Woche trainiert, was Gottlob (2013, S.127) als ideal bezeichnet. Da es sich um ein Ganzkörpertraining handelt, sind 1-2 Übungen pro Muskelgruppe festgelegt. Das Bewegungstempo ist 2 Sekunden konzentrisch und ohne Pause wieder 2 Sekunden exzentrisch. Schwerpunktmäßig wird der Rücken trainiert, um die Rückenbeschwerden des Kunden in den Griff zu bekommen. Auch hier sollten die großen Muskelgruppen zumindest einmal belastet werden, um ein muskuläres Gleichgewicht zu gewährleisten. Pro Übung werden konsequent 3 Sätze durchgeführt, um erstens die Übersichtlichkeit für den Kunden zu wahren und andererseits zu sichern, dass die Muskeln auch ausreichend belastet werden. Zwar ist ein Einsatztraining laut Gottlob (2013, S.131) sehr abwechslungsreich, auf Dauer einem Mehrsatztraining allerdings unterlegen. Ein X-RM-Test wird zur Berechnung der Trainingsintensitäten herangezogen (Eifler,2000; 2013; Zimmer, 1999). Je nach Einschätzung des Kunden durch den Trainer, bewegen sich die Intensitäten hier zwischen 50 und 100%.

3.2.3 Organisationsform

Als Organisationsform wurde im 1. Mesozyklus ein Zirkeltraining gewählt, um zusätzlich Kardiotrainingseffekte zu erzielen (Gottlob, 2013, S.133), in den drei darauffolgenden Mesozyklen ein Stationstraining, um die Konzentration auf die einzelnen Übungen hoch zu halten. Dabei wird immer der ganze Körper trainiert, da der Organismus nur zweimal die Woche beansprucht wird. Somit wird gewährleistet, dass ein entsprechend über-schwelliger Reiz auf den Organismus des Kunden ausgeübt wird. Hierzu kann vereinfacht das Modell der Superkompensation herangezogen werden. Dieses besagt, dass der Körper nach einem äußeren oder inneren Reiz ermüdet und auf ein niedrigeres Leistungsniveau absinkt. In der darauffolgenden Erholungsphase regeneriert sich der Körper und übertrifft den vorangegangenen Leistungszustand minimal. Dies wird Superkompensation genannt. Nach der Superkompensation erfolgt optimalerweise der nächste Trainingsreiz (Gottlob, 2013, S.127). Sind die Pausen zwischen den einzelnen Reizen zu lang oder zu kurz, steigt die Leistung langsamer an, beziehungsweise sinkt sogar.

3.2.4 Periodisierung

Der Makrozyklus wurde nach einer klassischen Blockperiodisierung gestaltet (Fröhlich, Müller, Schmidtbleicher & Emrich, 2009; Kraemer & Fleck, 2007). Hierbei lernt der Kunde im ersten Mesozyklus allmählich das Training kennen. Im zweiten Mesozyklus wird der Kunde in einer Übergangsphase langsam an höhere Belastungen herangeführt. Diese ersten beiden Zyklen sind umfangsorientiert, das heißt, viele Wiederholungen bei gleichzeitig geringerer Intensität. Im dritten Mesozyklus befindet man sich im extensiven Muskelaufbautraining, sprich einem intensitätsorientierten Krafttraining. Hier ist das pri-märe Ziel der Muskelaufbau. Der letzte Mesozyklus dieses Makrozyklus' besteht in einer Erholungsphase, um dem Körper die nötige Erholungszeit zu geben, damit dieser im nächsten Makrozyklus wieder vollständig regeneriert und leistungsfähig ist. Diese stei-gende Intensität vom ersten zum dritten Mesozyklus wurde bewusst gewählt, da man her-ausgefunden hat, dass diese Methode hinsichtlich der Kraftsteigerung effektiver ist, als eine Methode, die von Mesozyklus zu Mesozyklus sinkende Intensitäten und steigende Wiederholungszahlen hat (Prestes, Lima, Frollini, Donatto & Conte, 2008).

4 Trainingsplanung Mesozyklus I, Kraftausdauer

Im folgenden Abschnitt wird der Mesozyklus I näher analysiert und spezieller auf die Wahl der einzelnen Übungen eingegangen.

4.1 Darstellung des Mesozyklus' I

Tabelle 7: Allgemeine Aspekte des Mesozyklus' I

Leistungsstufe	Beginner					
Trainingsmethode	ILB-Methode					
Trainingsziel	Kraftausdauer					
Zyklusdauer	6 Wochen					
Organisationsform	GK/Zirkel					
Übungen/Muskel	1-2					
Bewegungstempo	Gemäßigt 2:0:2					
	Woche 1	Woche 2	Woche 3	Woche 4	Woche 5	Woche 6
Trainingseinheiten/Woche	2	2	2	2	2	2
Sätze/Übung	3	3	3	3	3	3
Wiederholungszahl	15	15	15	15	15	15
Intensität	50%	55%	60%	65%	70%	70%
Satzpausen in Sekunden	30	30	30	30	30	30

Tabelle 8: Darstellung der Intensitäten im Mesozyklus I

Ziel:Kraftausdauer	Intensitäten in %					
Übungen	Woche 1	Woche 2	Woche 3	Woche 4	Woche 5	Woche 6
Latzug an der Maschine	50	55	60	65	70	70
Brustpresse	50	55	60	65	70	70
Beinpresse	50	55	60	65	70	70
Rückenstrecker	50	55	60	65	70	70
Enges Rudern an der Maschine	50	55	60	65	70	70
Butterfly	50	55	60	65	70	70
Crunch an der Maschine	50	55	60	65	70	70
Rumpfrotation an der Maschine	50	55	60	65	70	70

4.2 Detaillierte Begründung der Mesozyklusdarstellung

Im folgenden Abschnitt wird zuerst begründet, welches Konzept dem Mesozyklus zugrunde liegt. Anschließend wird speziell auf die einzelnen Übungen eingegangen und sowohl hinsichtlich der Trainingsziele, als auch der gesundheitlichen Voraussetzungen des Kunden hinterfragt.

4.2.1 Konzept der Übungsauswahl

In diesem Mesozyklus wurden grundsätzlich Übungen an Maschinen gewählt, da der Kunde keine Erfahrung im Kraftsport aufweist. Die Verletzungsgefahr ist bei einem Training an Maschinen deutlich geringer, als bei einem Training mit freien Gewichten. Auch ist es für den Kunden zu Beginn einfacher, sich zurecht zu finden, da man bei den Maschinen einen vorgegebenen Bewegungsablauf hat und der Kunde somit weniger Variationsmöglichkeiten hat und folglich kaum über synergistisch wirkende Muskelgruppen die Arbeit der agonistischen Muskulatur abfälschen kann. Nicht beteiligte Gelenke werden außerdem entlastet (Gottlob, 2013, S.53, Tab.3.3). Der Kunde gewinnt vor allem zu Beginn ein besseres Verständnis, da er bei einem Maschinentraining die zu trainierende Zielmuskulatur oft besser spürt und somit früher mit höheren Trainingswiderständen arbeiten kann (Gottlob, 2013, S.53, Tab.3.3). Im folgenden Abschnitt, in denen die einzelnen Übungen erläutert werden, wird nicht mehr speziell auf den Umstand eingegangen, dass an Maschinen trainiert wird.

Im nachfolgenden Teil der Übungserklärungen wird zur Vereinfachung 'Muskel' mit M. und 'mehrere Muskeln' mit Mm. abgekürzt (S.Weißenberger, persönl. Mitteilung, 14.04.2016).

4.2.2 Latzug an der Maschine

Als erste Übung wurde der Latzug ausgewählt. Hierbei ist der primäre Zielmuskel der M. latissimus dorsi. Synergistisch wirken zusätzlich der M. trapezius, sowie der M. deltoideus, pars spinata, die Mm. rhomboidei und der M. infraspinatus. Der M. bizeps brachii ist vor allem bei Anfängern oft als Agonist tätig und wirkt nach einiger Trainingserfahrung auch synergistisch (Gottlob, 2013, S.38-39). Diese Übung wurde gewählt, da viele Teile des Rückens beansprucht werden. Um die Rückenprobleme des Kunden zu verbessern, ist ein Muskelaufbau in diesem Bereich von großer Bedeutung, daher wurde diese Übung auch an den Anfang des Trainings gestellt. Laut Gottlob (2013, S.177) erhöht sich das Risiko für Rückenschmerzen signifikant, wenn Kraftdefizite vorliegen.

4.2.3 Brustpresse an der Maschine

Als zweite Übung wurde die Brustpresse gewählt. Hier ist die zu beanspruchende Zielmuskulatur der M. pectoralis major, der M. trizeps brachii sowie der M. deltoideus, pars clavicularis. Diese haben in der vorherigen Übung vorwiegend antagonistisch gewirkt und kommen nun als Agonisten bzw. Synergisten zum Einsatz. Die Brustpresse wurde gewählt, da zusätzlich zum M. pectoralis major auch der M. trizeps brachii und der M. deltoideus, pars clavicularis beansprucht wird. Im Sinne des Ganzkörpertrainings wird versucht, möglichst alle Muskelgruppen zu beanspruchen, der Fokus liegt auf den großen Muskeln.

4.2.4 Beinpresse

Nachdem in den ersten beiden Übungen primär der Oberkörper im Fokus stand, folgt mit der Beinpresse eine Übung für den Unterkörper. Primär werden hier der M. quadrizeps femoris sowie der M. glutaeus maximus beansprucht, aber auch die ischiocrurale Muskulatur, sowie der M. gastrocnemius werden gefordert. Diese Übung ist eine mehrgelenkige Übung für die Beine und trifft nahezu die komplette Beinmuskulatur und ist daher sehr effektiv. Da bei einem Training von größeren Muskelgruppen mehr Testosteron ausgeschüttet wird und dieses sehr wichtig für den Muskelaufbau ist (Weineck, 2010, S.312), ist diese Übung sehr wirksam und wirkt unterstützend für bessere Fortschritte im Rückenbereich.

4.2.5 Rückenstrecker

Da in der ersten Übung nur der obere Rücken trainiert wurde, wird mit dem Rückenstrecker die Mm. erector spinae beansprucht. Dies trainiert den unteren Rücken und führt zu mehr Stabilität im Rumpfbereich. Außerdem entlastet diese Übung den Rücken bei Schmerzen (Gottlob,2013, S.181, Tab.6.1), weshalb sie sehr gut für den Kunden geeignet ist.

4.2.6 Enges Rudern an der Maschine

Um möglichst viele Muskelfunktionen abzudecken, folgt als fünfte Übung das enge Rudern. Auch hier liegt der Fokus wieder auf dem M. latissimus dorsi. Mit beansprucht werden auch hier wieder der M. trapezius, der M. deltoideus, pars spinata, als auch die Mm. rhomboidei. Der M. bizeps brachii wird auch hier bei einem Anfänger anfangs recht stark beansprucht, nach einiger Trainingserfahrung wird er nur noch synergistisch wirken. Diese Übung stellt zusammen mit dem Latzug und vor allem dem Rückenstrecker die Basis dar, mit der versucht wird, einen Muskelaufbau im Rückenbereich zu erreichen und somit die Rückenschmerzen zu reduzieren.

4.2.7 Butterfly

Der Butterfly stellt die zweite Übung dar, welche den M. pectoralis major als Agonisten beansprucht. Nach der Vorermüdung durch die Brustpresse hat man hier den M. pectoralis major isoliert. Es wird in einer möglichst großen Range of motion trainiert, um die Beweglichkeit des Brustmuskels zu erhöhen und eine bessere Schutzfunktion in den Gelenkendstellungen zu haben (Gottlob, 2013, S.71, Tab.3.10). Diese Übung öffnet den Brustkorb und beugt somit weiteren Rückenproblemen vor, die beispielsweise durch die Entstehung eines Rundrückens auftreten könnten.

4.2.8 Crunch an der Maschine

Die letzten beiden Übungen sind für die Stabilisation des Rumpfbereichs. Die erste dieser beiden ist der Crunch an der Maschine. Hierbei wird der M. rectus abdominis getroffen. Da eine gute Stabilisation wichtig ist, um Rückenproblemen vorzubeugen und der Kunde darüber hinaus den Wunsch geäußert hat, dass er seine Körperproportionen speziell am Bauch verbessern möchte, wurde diese Übung in die Trainingsplanung mit einbezogen.

4.2.9 Rumpfrotation an der Maschine

Als letztes steht die Rumpfrotation an der Maschine auf dem Plan. Hier liegt der Fokus auf der Stärkung des M. obliquus externus abdominis, sowie des M. obliquus internus abdominis. Diese beiden Muskelgruppen sind zusammen mit dem M. transversus abdominis (Gottlob, 2013, S.215-216) und den Mm. erector spinae hauptverantwortlich für die Stabilisierung des kompletten Rumpfbereichs. Somit ist diese Übung sehr wichtig, um eben diesen Bereich zu stärken.

5 Effekte des Krafttrainings bei Osteoporose

Im folgenden Abschnitt werden zwei Tabellen angelegt, die zwei Studien zum Thema Osteoporose beinhalten. Dabei wird der Effekt eines Krafttrainings auf die Krankheit Osteoporose untersucht.

5.1 Studie 1: Verbesserung der Funktionskapazität, der Schmerzhaftigkeit und der Leistungsfähigkeit bei Patienten mit Osteoporose durch ein spezielles Sportrehabilitationstraining

Tabelle 9: Studie 1: Verbesserung der Funktionskapazität, der Schmerzhaftigkeit und der Leistungsfähigkeit bei Patienten mit Osteoporose durch ein spezielles Sportrehabilitationstraining

Wer hat die Studie durchgeführt?	H. Franck & W. Hohmann
Wann wurde die Studie publiziert?	2001
Mit welchen Versuchspersonen wurde die Studie durchgeführt?	Die Studie von Franck und Hohmann wurde ein wenig breiter angelegt als die nachfolgende zweite Studie. Hierbei wurden 442 Probanden untersucht, von denen es sich um 374 Frauen und 68 Männer handelt. Vor der Studie wurde sichergestellt, dass alle Versuchspersonen ein Sportrehatraining durchführen können, sprich Menschen mit z.B. kardiovaskulären Risiken wurden aus der Studie ausgeschlossen. Die Frauen waren zwischen 47 und 61 Jahren alt, die Männer zwischen 46 und 59. Es wurden auch 283 Probanden mit Ostarthrose in die Studie mit einbezogen, dies wird im näheren Verlauf allerdings nicht weiter betrachtet.
Wie sah der Versuchsaufbau aus?	Mithilfe von standardisierter Ergometrie wurden die Funktionskapazität und die ergonometrisch wichtigen Kenndaten vor und nach dem vierwöchigen Sportprogramm bestimmt und mit gleichaltrigen Patienten mit degenerativen Erkrankungen der Wirbelsäule verglichen. Mit standardisierten Fragebögen wurde die subjektive Einschätzung der körperlichen Leistungsfähigkeit sowie den Rückenschmerzen festgehalten. Trainiert wurde, wie bereits oben beschrieben, vier Wochen lang. Dabei wurde das Training aufgeteilt in ein Reaktionstraining, ein Gleichgewichts-Koordinationstraining, Stretching und kräftigende Gymnastik zweimal die Woche. Außerdem gab es zweimal wöchentlich jeweils für 30 Minuten ein rückengerechtes Schwimmen, ein Geh- und Lauftraining, Wassergymnastik und ein Ergometrietraining. Innerhalb der vier Wochen wurde zusätzlich neunmal ein einstündiges Krafttraining durchgeführt.
Welche relevanten Ergebnisse und Schlussfolgerungen lieferte die Studie?	Zu Beginn der Studie wurden die Teilnehmer danach gefragt, wie oft sie pro Woche die Motivation aufbringen könnten, Sport zu machen. Nach der vierwöchigen Studie steigerte sich diese Motivation um ca. einen Tag pro Woche mehr. Auch wurde die Wichtigkeit von Sport für die Gesundheit nach der Teilnahme höher eingeschätzt. Die körperlichen Beschwerden sanken, wohingegen die Alltagstauglichkeit stieg. Der Ruhepuls sank signifikant, die objektiv messbare Leistungsfähigkeit stieg. Als Fazit kann man sagen, dass ein intensives Krafttraining in Kombination mit verschiedenen Varianten, wie oben beschrieben, zu einem besseren Lebensgefühl beitragen. Die objektive Leistungsfähigkeit steigt signifikant, wohingegen das subjektive Schmerzempfinden sinkt und das subjektive Wohlbefinden steigt.

5.2 Studie 2: Der Einfluß von Sport auf die Knochendichte perimenopausaler und postmenopausaler Frauen - eine Interventionsstudie

Tabelle 10: Studie 2: Der Einfluß von Sport auf die Knochendichte perimenopausaler und postmenopausaler Frauen - eine Interventionsstudie

Wer hat die Studie durchgeführt?	A. M. Danz, A. Zittermann, U. Schiedermaier, K. Klein, D. Hötzel & E. Schönau
Wann wurde die Studie publiziert?	1998
Mit welchen Versuchspersonen wurde die Studie durchgeführt?	In diese Studie wurden 83 Frauen einbezogen, von denen 23 perimenopausal und 60 postmenopausal waren. Die Frauen waren im Alter zwischen 40 und 62. Ausgeschlossen von der Studie wurden Frauen, die Medikamente nahmen, welche sich auf den Knochenstoffwechsel auswirkten. Ebenfalls nicht teilnehmen konnten Frauen, die mehr als eine Stunde Sport pro Woche machten. Zu Beginn der Studie nahmen 121 Frauen teil. Von diesen 121 wurden oben genannte 83 Frauen in die Ergebnisfindung mit einbezogen, die Restlichen fielen aufgrund unterschiedlicher Umstände wie z.B. Krankheit oder Verletzung aus.
Wie sah der Versuchsaufbau aus?	Zu Beginn wurden die 121 Frauen in die Gruppen G1 n=60 und G2 n=61 randomisiert. Die Untersuchung erfolgte über den Zeitraum von einem Jahr beziehungsweise sechs Monate. Als sportliches Programm waren dreimal wöchentlich ein Lauftraining von 40 Minuten und ein Gymnastiktraining von 20 Minuten vorgesehen. Die Gruppe G1 nahm ein Jahr lang an dem Training teil, 46 Frauen schlossen das Training erfolgreich ab und wurden nicht aus der Studie ausgeschlossen. Aus der Gruppe G2 schlossen nur 37 Frauen das Training ab. Gruppe G2 nahm erst ab dem siebten Monat für die Dauer von sechs Monaten an dem Training teil, allerdings mit Gewichtsmanschetten von 0,8 Kg an jedem der beiden Handgelenke. Ziel war es, herauszufinden, ob ein allgemeines Sportprogramm den Knochendichteverlust am distalen Radius bei perimenopausalen und postmenopausalen Frauen einschränken beziehungsweise stoppen kann und ob ein zusätzliches, lokales Kräftigungstraining signifikanten Einfluss auf die Ergebnisse hat. Alle Frauen wurden zu Beginn und auch während der Studie hinsichtlich der Spongiosadichte, des Hormonhaushaltes und der Nahrungsaufnahme kontrolliert.
Welche relevanten Ergebnisse und Schlussfolgerungen lieferte die Studie?	Nach sechs Monaten wurde ein Knochendichteverlust von 2% für G1 und 1,2% für G2 gemessen. Die Messwerte für Serum Osteocalcin, Serum-Calcium und Calcium im Nüchternharn waren unverändert. Nach weiteren sechs Monaten trat ein signifikanter Knochenverlust in beiden Kontrollgruppen nicht mehr auf, wobei G1 trotzdem einen leichten Knochendichteverlust von 0,8 % aufzuweisen hatte. Bei G2 blieb die Knochendichte konstant. Außerdem stieg in beiden Kontrollgruppen die Osteocalcin-Serumkonzentration an, wohingegen der Calcium-Serumspiegel sank. Auch die Calcium-Ausscheidung sank leicht. Als Fazit zu dieser Studie lässt sich sagen, dass ein Knochendichteverlust durch Sport allgemein aufgehalten werden kann. Durch die Gewichtsmanschetten an den Handgelenken erfuhr der diastale Radius eine höhere mechanische Belastung, was die besseren Ergebnisse der Kontrollgruppe G2 erklärt. Schlussfolgernd lässt sich daraus schließen, dass ein Krafttraining speziell bei den Knochen, die bei der jeweiligen Übung eine höhere mechanische Belastung erfahren, einen Knochendichteverlust verhindern kann.

5.3 Vergleich der Studien und Fazit

Franck und Hohmann legen in ihrer Studie den Fokus der Untersuchung auf das subjektive Empfinden der Probanden. Somit zeigen die Ergebnisse vorwiegend auf, dass sich die Probanden nach der Teilnahme an dem vierwöchigen Sportprogramm fitter fühlten und weniger Schmerzen empfanden. Zwar werden auch objektive Parameter, wie die Veränderung des Ruhepulses und die Leistung in Watt pro kg zur Beurteilung herangezogen, aber der Fokus liegt bei dem subjektiven Empfinden. Im Vergleich zur Studie von Danz et al. ist die Dauer mit 4 Wochen sehr kurz gehalten. Auf eine Veränderung der Knochendichte wird nicht eingegangen. Die zweite hier dargestellte Studie beschäftigt sich vorwiegend mit der Frage, wie sich ein Sportprogramm auf die Knochendichte auswirkt und was für eine Auswirkung eine zusätzliche, lokale Kraftbelastung auf die Entwicklung der Knochendichte hat. Hierbei werden im Gegensatz zu Studie eins nur Frauen mit einbezogen. Als Fazit lässt sich sagen, dass beide Studien sich mit dem Thema Osteoporose beschäftigen und beide Studien als Ergebnis aufzeigen, dass sich ein Krafttraining positiv auf objektive Parameter, wie Ruhepuls oder Knochendichte auswirkt und damit indirekt eine Steigerung der Lebensqualität zur Folge hat.

6 Literaturverzeichnis

Danz, A. M., Zittermann, A., Schiedermaier, U., Klein, K., Hötzel, D. & Schönau, E. (1998). Der Einfluß von Sport auf die Knochendichte perimenopausaler und post-menopausaler Frauen - eine Interventionsstudie. *Deutsche Zeitschrift für Sportmedizin, 49* (10), 306-312.

Eifler, C. (2000). *Krafttraining nach der ILB-Methode – Eine empirische Überprüfung der Trainingseffekte bei Anfängern und Fortgeschrittenen.* Diplomarbeit, Universität des Saarlandes. Saarbrücken.

Eifler, C. (2013). *Empirische Überprüfung der Effekte verschiedener Ansätze zur Intensitätssteuerung im fitnessorientierten Krafttraining.* Dissertation, Universität des Saarlandes. Saarbrücken.

Franck, H. & Hohmann, W. (2001). Verbesserung der Funktionskapazität, der Schmerzhaftigkeit und der Leistungsfähigkeit bei Patienten mit Osteoporose durch ein spezielles Sportrehabilitationstraining. *Deutsche Zeitschrift für Sportmedizin, 52* (2), 63-67.

Fröhlich, M., Müller, T., Schmidtbleicher, D. & Emrich, E. (2009). Outcome-Effekte verschiedener Periodisierungsmodelle im Krafttraining. *Deutsche Zeitschrift für Sportmedizin, 60* (10), 307-314.

Gottlob, A. (2013). *Differenziertes Krafttraining. Mit Schwerpunkt Wirbelsäule* (4. Aufl.). München: Elsevier Urban & Fischer.

Grosser, M., Starischka, S. & Zimmermann, E. (2008). *Das neue Konditionstraining. Sportwissenschaftliche Grundlagen Leistungssteuerung und Trainingsmethoden Übungen und Trainingsprogramme* (10. Aufl.). München: BLV.

Kenttä, G. & Hassmén, P. (1998). Overtraining and revocery. A conceptual model. *Sports Medicine, 26* (1), 1-16.

Kolster, B. C. & Ebelt-Prapotny, G. (1999). *Leitfaden Physiotherapie.* München: Urban und Fischer.

Kraemer, W. J. & Fleck, S. J. (2007). *Optimizing strength training. Designing nonlinear periodization workouts.* Champaign, Ill, Leeds: Human Kinetics.

Mancia, G., Fagard, R., Narkiewicz, K., Redón, J., Zanchetti, A., Böhm, M. et al. (2013). 2013 ESH/ESC Guidelines for the management of arterial hypertension. The task force for the management of arterial hypertension of the European Society of Hypertension (ESH) and of the European Society of Cardiology (ESC). *Journal of Hypertension, 31*(7), 1281-1357.

Prestes, J., Lima, C. de, Frollini, A. B., Donatto, F. F. & Conte, M. (2008). Comparison of linear and reverse linear Periodization effects on maximal strength and body composition. *Journal of Strength and Conditioning Research, 23* (1), 266-274.

Steininger, K. & Buchbauer, J. (1994). *Funktionelles Kraftaufbautraining in der Rehabilitation.* Oberhaching: Gesundheitsdialog.

Weineck, J. (2010). *Sportbiologie* (10., überarbeitete und erweiterte Aufl.). Balingen: Spitta Verlag GmbH & Co. KG.

Zimmer, M. (1999). *Entwicklung und Erprobung eines Mehrwiederholungstests zur Erfassung der Kraftleistung im Fitneß-Training.* Diplomarbeit, Universität des Saarlandes. Saarbrücken.

Zimmermann, K. (2002). *Gesundheitsorientiertes Muskelkrafttraining. Theorie, Empirie, Praxisorientierung* (2. Aufl). Schorndorf: Hofmann.

7 Tabellenverzeichnis

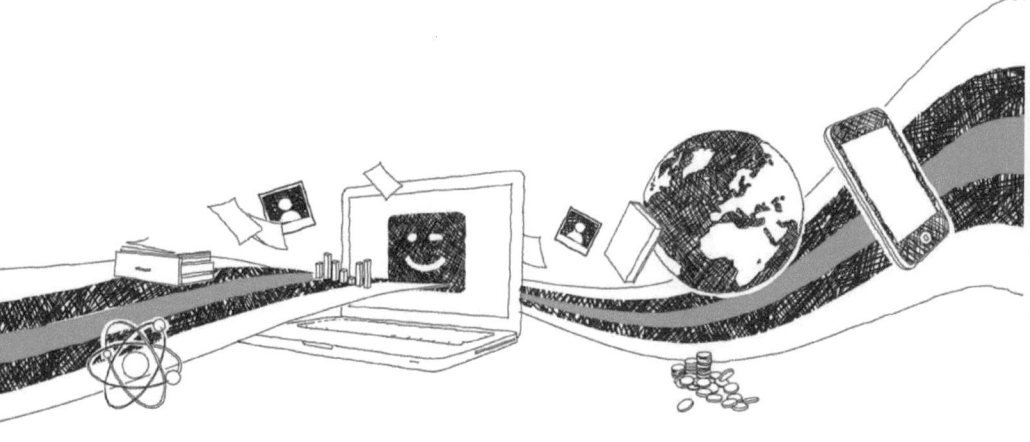
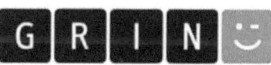